Waltraut de Willigen

FLOH IM FELL
—
HAUT DARUNTER?

Auslese aus W. de Willigen's Fast Fliegenden Blättern
Spiegelsplitter
und
Zeit bis ... und dazwischen

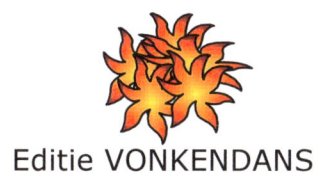
Editie VONKENDANS

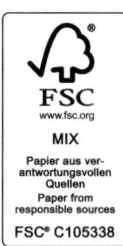

Copyright: © 2013 Verlag Editie VONKENDANS
NL – Philippine (Z-VL), www.vonkendans.nl
Alle Rechte vorbehalten
Einbandgestaltung und Illustration: Lilith-Benthe Eriksen
Herstellung und Verlag:
BoD - Books on Demand, Norderstedt, www.bod.de
ISBN 978-3-7322-7346-1

Unser Geist
– und nur er –
knechtet oder befreit uns

Östliche Weisheit

Danielle gewidmet

HINGEHÖRT

ICH GEBE DEM MORGEN
das Lied zurück
verschenke den Traum
an den Tag
und schließe die Hoffnung
ein in die Nacht

Verwahre du
meinen Schlüssel

WIE LAUT
die Amsellieder
aus den Nebeln
regnen
und wie leis
dein Wort
im hundertfachen
Krähenflügelschlag
auf meinem Weg
durch die Urmilch
der Frühe

EINST
durch Sommer
getollt
im Kornfeld gescherzt
schon Brot geschmeckt

Später
durch Sommer
gewandert
stiller geworden
innegehalten

Heute
durch Sommer geträumt
von den vollen
duftenden
heiteren
sorglosen
endlosen
Sommern von einst

GANZ TAUB
hat uns
die Unruh
der Jahre
gemacht

Sei
du
still
mit mir
bis
wir
uns
wieder
hören

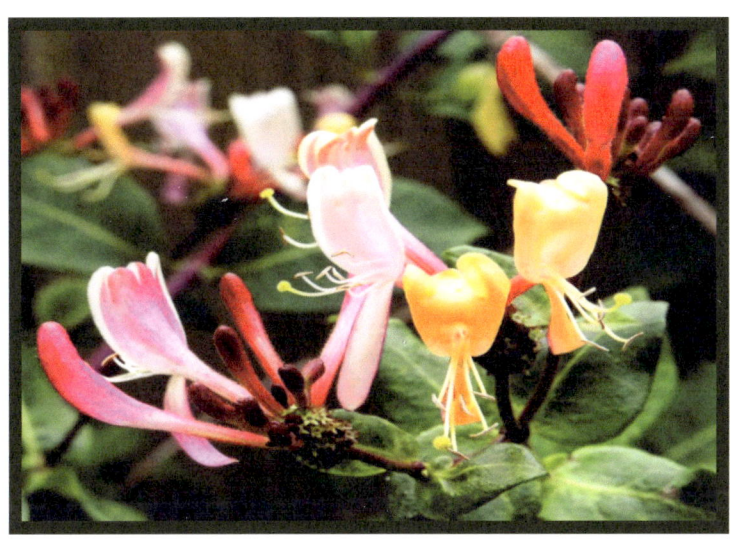

GRASHALME
treiben durch Bretter
von modernden Kisten
am Wegrand
und Löwenzahnblatt
bricht aus dem Asphalt
den die Fichtenwurzel
gesprengt

Ich halte die
Totenstille
nicht aus
Die Lerche
die aufsteigt
soll singen

Sie
ahnt
nichts

AUF MEINER WANDERUNG
durch diesen Sommer
traf ich
den fahlgelben
Falter
der es bereute
nicht Larve
geblieben
zu sein

EIN GOLDNES BLATT
ein rotes Blatt
ein braunes Blatt
ein totes Blatt
und Nebel
im nackten Geäst

Und in mir
die Hoffnung
dass die Stille
noch bleibt

MIT DEINEM ATEM
auf meiner Haut
komm ich langsam
zur Ruh

Meine Ohren
sind taub nach den Stürmen
Meine Finger
sind klamm und so kalt
Sie wollten zu lange
das Leichentuch streicheln
auf dem schon
das Jahr liegt

Oder ist es das
Brautkleid
und die Nebel
die Schleier
der Eisfrau

Ich sehe die
dunstgefilterte Sonne
und fange ein rotes Blatt
aus dem Wind
vergesse darüber
dass das Netz
einer Spinne
mein Bett ist
. . .

. . .
Die Trauben
hängen so tief
mein Geliebter
und der Wein
ist nicht süßer
als Gift

Willst du bleiben und warten
auf die Sonne
den Wind
auf den Schnee
und die Stille
Willst du
warten
mit mir

DEN DEICH ERAHNT
und die Bootsmasten
über der Mole
als Nebelhörner
die Stille geteilt
:
Sehnsucht
die trägt

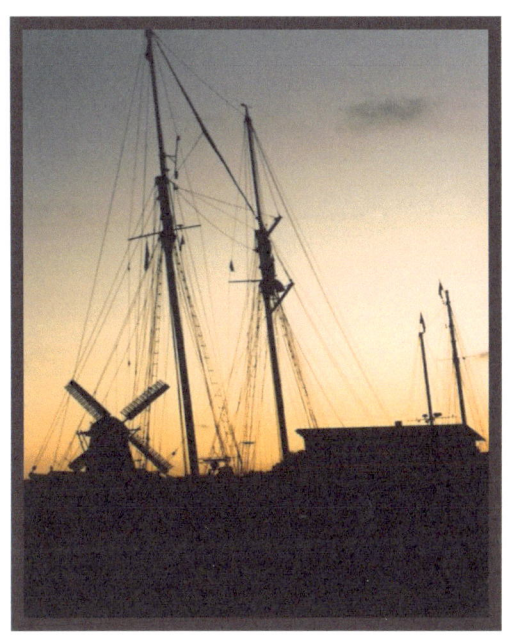

ICH FLIEHE, FLIEHE, FLIEH
aus dem Haus
Dort hängt schon
das Totenhemd
über dem Spiegel
denn die Sonne ist gläsern
und geborsten das Glas
Die Windharfe stimmt
ihr Requiem an
doch das Licht meiner Augen will tanzen
nichts andres als tanzen
bis …

Zerwart nicht die Zeit
die mir bleibt
Alter ego
Kitte die Scherben
eh er endet mein Tanz
Noch dreh ich mich
mit der sterbenden Sonne
in der lockenden Lauheit
der Nacht
kehr nicht zurück
ins verlassene Haus
bis …

NEBELSTILLE
und Krähen gehen übers Feld
als hätten sie keine Flügel

Nebelstille
und Winde spielen Fangen
mit dem letzten zertrockneten Blatt

Nebelstille
und im Waldbeerenstrauch
flicken Spinnen die Netze

Nebelstille
und Käfer ziehn um
in den morschen Buchenbaumstumpf

Und tief in mir
wächst
Ahnung

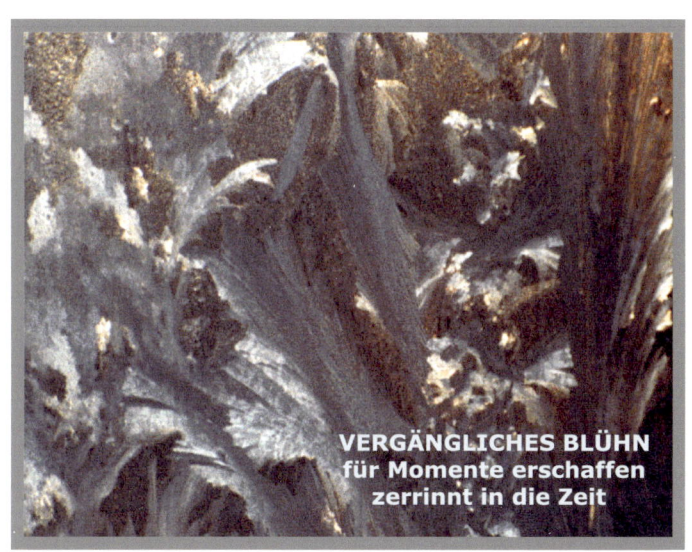

VERGÄNGLICHES BLÜHN
für Momente erschaffen
zerrinnt in die Zeit

ERKANNT

MAX

Er hat es immer schon gewusst. Maler wollte er werden. Kunstmaler. Einer, der Tuben auf der Palette ausdrückt, Farbe mit Farbe mischt, sie mit Pinseln und Quasten und Spachteln ineinander fließen lässt, übereinander streicht und schleift, tupft, zieht und fächert und tamponiert. Einer, der Töne aus Farben zaubert, der ganz neue Nuancen findet, denen er eigene Namen gibt. So wie Onkel Gregor, der aus Karminrot und Indigoblau, einem Hauch Weiß und einem Tupfer Farblöser sein Schmetterlingsblau, schmeichelnd wie Samt, gefunden hat.
Max wollte sein eigenes Blau finden und Himmel malen. Weite wilde nordische Himmel. Und sein eigenes Grüngraublaubraun dazu, das Farbspektrum der nördlichen Meere. Das, genau das wollte er eines Tages tun. Das hat er immer schon gewusst.

Doch dann wurde er Arzt. Einer, der es seinem Vater nachtat, ihn ergänzte, ihn vertrat, ihn ersetzte. Onkel Gregors Farben, vor allem sein Schmetterlingsblau, hob Max in sich auf. Seine eigenen Farbspiele kamen hinzu, ohne dass er Palette, Tuben und Pinsel auch nur anrührte. Jahrelang malte er nur im Kopf.

Bis er zu einer Hausgeburt gerufen wurde. Schwül war es, dumpf und einschläfernd. Aber Max war überwach. Die Frau stöhnte, schwitzte, hechelte, schrie. Es ging schnell.

Er brauchte nicht viel zu tun. Der Kopf war schon geboren. Ein neuer Schrei, dann hielt er das warme klebrige Bündel in seinen Händen. Zwei, drei Sekunden hielt er es, als wäre es seins. Nicht denken. Spüren. Still bleiben in diesem Vakuum, das Menschlein so nah, näher als die intimste Geliebte es je zu sein vermochte.
Etwas gewichtete sich neu.

Zuhause überfielen ihn die Farben, mischten sich in seinem Hirn, der erste fordernde Schrei des Kindes wurde ein Gelb mit Rot und einem Hauch bläulichem Weiß.

Es ging nicht mehr, die Farben nur zu denken. Die alten Tuben waren zertrocknet. Er besorgte sich neue.

Palette und Pinsel lagen in seiner Hand, als habe er sie nie für EKG-Gerät und Stethoskop beiseite gelegt. Der Pinsel malte ein Gesicht, gelbrot und bläulich weiß, ohne Augen, ohne Nase. Nur mit Mund, und den weit offen. Es lebte. Und wie es lebte, das Gesicht. Das Kind, noch einmal geboren.

Max stand plötzlich wieder am Anfang und wusste, er wollte Maler werden. Er hatte es die ganze Zeit gewusst.
Aber er war Arzt geworden.

Dann traf er Ella, deren Sprache er nicht verstand. Ella mit ihren vertrauenden Augen, die ihn verführten, Nächte lang, Wochen lang in Büchern, Fachblättern, Kollegengesprächen

Antworten zu suchen.
Er hat sie gefunden.
Zu spät.
Entsetzen.
Schuldiger ohne Schuld, der seine Fassung verlor, dem eine Weile außer Totengrau und Schwarzrot keine Farben mehr einfielen.

Bis er neben einer Bahre stand, darauf ein Obdachloser, den jemand im Park neben einem Haufen Herbstblätter liegend gefunden hatte. Max roch Fusel, roch Einsamkeit. Er tastete den mageren Arm ab, der über den Rand der Trage hing, spürte einen schwachen Puls. Er konnte nicht anders, er musste ein paar Mal sanft darüber zu streichen.

Die Metamorphose in den Augen des Mannes, vom Lass-mich-gehen zu einem verwunderten scheuen Lächeln ließ Max nicht los, der wieder an seinem Anfang stand.
Maler wollte er werden.
Er hatte es die ganze Zeit gewusst.

Doch er war ...

PEER GYNT
(Satz: Morgenstimmung)

Das Dämmern weiß noch nichts
von Aases Sterben
und auch die Wellen
ahnen nichts davon
Sie wiegen sich
springen
schmeicheln und rinnen
und furchen sich tiefer
ins Felslabyrinth
Die Möwen schweben
Selbst der Wind ist gezähmt
Kein Schatten kein Laut
Doch dann plötzlich
ein Windloch
totkalt und klamm
eine unmessbar kurze
Ewigkeit lang
denn Aase beginnt zu sterben

Und Solvejgs Lied
ist noch
unendlich fern

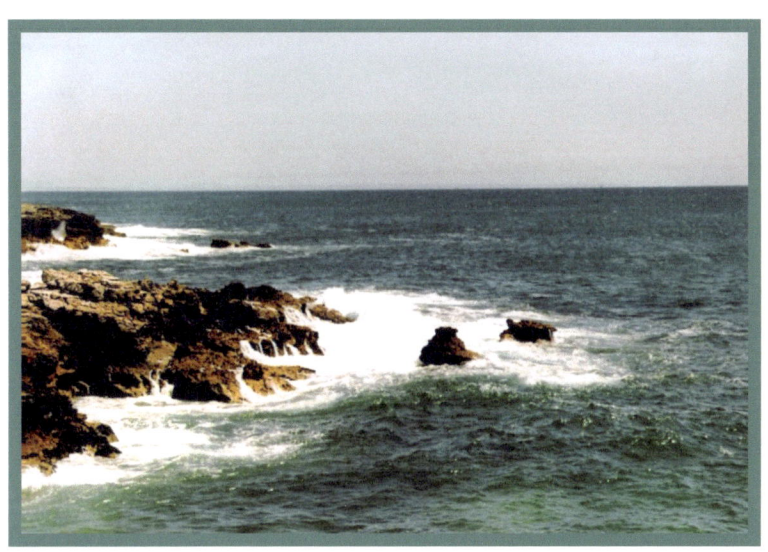

ICH UND FRAU IX VON GEGENÜBER IN MIR oder WEIL KEINER MEHR ZUHÖRT

Ich persönlich – sagt Frau Ix von Gegenüber in mir zu Fräulein Ypsilon von Mitten, als wir auf dem Flur zwischen unseren Wohnungen zusammentreffen – *Ich persönlich würde mich sehr, sehr freuen, wenn Sie heute Abend um Acht auf einen Plausch zu mir herüberkämen!* Ich hätte gern: *Ich freue mich, wenn Sie um Acht herüberkommen!* zu Fräulein Ypsilon von Mitten gesagt. Aber Frau Ix von Gegenüber in mir meint, meine Einladung käme so nicht an, nur mit meiner Freude. Wenn ich ihr nicht die zweifache, ja nicht einmal eine einfache Betonung ins Ohr und in die Seele gösse, seien meine Worte so unglaubwürdig wie mein Lächeln. Und ließe Frau Ix von Gegenüber in mir auch noch weg, daß sie persönlich... Fräulein Ypsilon von Mitten käme nie auf den Gedanken, zurückzulächeln oder gar zuzusagen. Und meine Einsamkeit für heute Abend wäre vorprogrammiert...

Fräulein Ypsilon von Mitten und ich schließen unsere Türen auf, als Herr Zet von Nebenan die seine von innen öffnet und auf den Flur tritt.
Guten Tag! knurrt er und deutlicher in unsere Richtung sagt er: *Ich habe heute selbst beim Hausmeister gegen den Lärm aus dem Parterre protestiert. Ich war sowas von wütend!*
Da fällt seine Tür zu. Auch das noch! *Sehen Sie, alles läuft heute verkehrt!* Und Herr Zet von Nebenan schleppt noch

ein wenig mehr Wut über die Treppe nach unten, ein zweites Mal zum Hausmeister.

Ob wir ihm geglaubt hätten, hätte er schlicht gesagt: *Ich war wütend!*? Und wie falsch heute alles läuft, wäre Fräulein Ypsilon von Mitten und Frau Ix von Gegenüber in mir wohl niemals so richtig klar geworden, hätte Herr Zet von Nebenan auch noch weggelassen, daß er selbst… Fräulein Ypsilon von Mitten und Frau Ix von Gegenüber in mir hätten seine Rede nicht einmal wahrgenommen.

Fräulein Ypsilon von Mittens Tür schließt sich von innen, fast gleichzeitig mit meiner, und ich denke: *Hätte ich doch gesagt: Ich freue mich, wenn Sie…!* Fräulein Ypsilon von Mitten hätte eine derart reduzierte Einladung bestimmt nicht ernst genommen… Und ein ruhiger Abend hätte mir allein gehört…

MEINE TANTE BEA

hieß einst Beatrice.
Mit blauen Augen, Schmollmund
war sie ach so süß!
Doch Tante Bea
lispelt so charmant,
und früher tat sie's
hinter vorgehaltner Hand
und wurde rot
bis unters rote Haar.
Erst als der Heiner,
der ihr Liebster war,
sie immer wieder lispelnd hänselte,
wenn er um sie herumscharwenzelte,
nahm sie die Hand vom Mund
und sprach ganz frei:
*Nur wenn ich lispeln darf,
wird aus uns zwei
ein Paar! Zuwiderrede
ohne Zweck!*
Jedoch das 'trice'
ließ sie in Zukunft weg.

PUNKT … STRICH …

Der Punkt trifft den Strich:
Hallo Strich, wie geht's?
Der Strich sagt darauf:
Nicht sonderlich, Punkt.
Punkt ist schon vorbei
und ruft hinterher:
Nur weiter so, Strich!
Auf Wiedersehn, Strich!
und wundert sich nicht,
dass Strich nichts erwidert
und hört auch nicht mehr,
als mit dumpfem Getös
der Strich ihm
Aufnimmerwiedersehn sagt.

WOFÜR

Wir sind dafür
Wir sind dafür
Wir sind dafür
Dafür
Dafür

Dafür
habt uns wenigstens gern

Dafür habt uns
wenigstens
gern

DIE EINSAMKEIT

die frisst ihn noch auf
so denken die meisten von ihm
und sagen
Gefühle die hat der doch nicht
Dabei schaut ihm keiner ins Gesicht
Sie denken nur alle wie glücklich sind wir
und sie geben ihm noch eins drauf

Sie finden ihn kalt und arrogant
und eitel berechnend und hart
man sieht in ihm den
der mit ihnen nicht spricht
man nickt man geht weiter
belästigt ihn nicht
und er bleibt allein
ihm bleibt viel erspart

Der Mensch ist dem Menschen
wohl doch nicht verwandt

J.M.

Illustre Gäste
dachte er
und wünschte
einer
der gerahmten Ahnen
hörte
ihn

UNSRE WORTE
angstbesetzt
missverstanden
sinnberaubt
abgebrochen

Zu träg
erfasst
Versprechen
die niemand
gefordert

Zu spät
erwachsen
ein
aufrecht'res
Wort

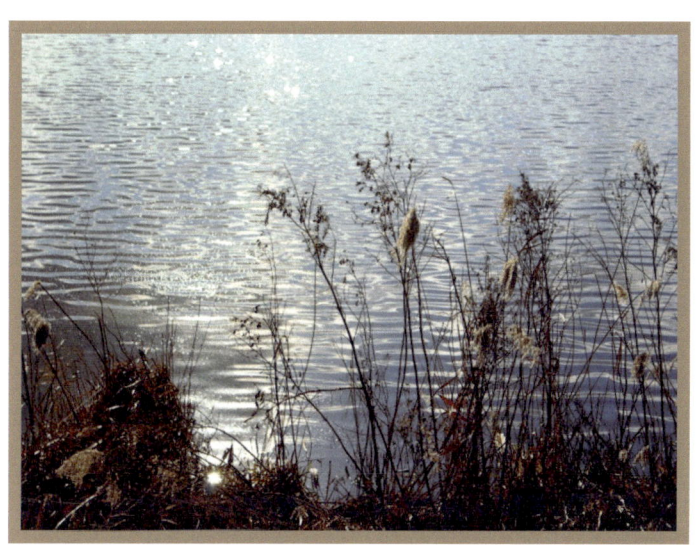

DER DUNKELSTE AUGENBLICK
der Nacht
ist dem Dämmern
des Morgens
am nächsten

GLÜCK GESUCHT
überall
und bei allen

lang
nicht
gefunden

schließlich doch
in mir
erkannt

DU GIBST
der Zukunft
keine Chance

Gib
sie
der
Gegenwart

KEINE SCHERZFRAGE

Bist du
der Floh
im Fell
oder
die Haut
darunter

BLEIB STEHN UND HÖR HIN

Hör den Wind
in den Weiden
am drüberen Ufer
und das Sterben
der Kinder
in der Sahel

Hör den Ruf
einer Drossel
über Afrikas Küste
und das Ziehen
der Wolken
aus Tschernobyl

Hör das Gras
das da sprießt
entlang ferner Deiche
und das Wimmern
das stumme
der fast schon Krepierten

Bleib stehn
und hör hin
Hör doch hin
und bleib stehn
Sag vor allem nie wieder
Es geht mich nichts an…

GESICHT OHNE SPUREN

Baukranarme,
Schraubstockfinger,
Hände wie ein Schaufelrad,
probeweis klaffend das
gierige Maul –

Wer bin ich,
die ich die Wolken anbete,
während es Erde regnet?

Wer bin ich,
die ich den Wind adoriere,
während das Feuer noch schwelt?

Wer bin ich?
Jetzt.
Heute.

Ein Gesicht ohne Spuren,
denke ich,
bin ich.

Noch.

DER BEHINDERTE I

Seine Möglichkeiten
waren beschränkt
durch die Schranken
in den Köpfen
der andern

DER BEHINDERTE II

Seine Hilflosigkeit
ließ gleichgültig
Da bat er um Hilfe
und machte betroffen
und tröstete lächelnd
darüber hinweg

DU HAST MICH
lächeln und träumen
gelehrt

du ahntest
ich würde es brauchen

nach dir

ES LEBE DER COMPUTER
Langsam sterbe der Mensch
Sehr langsam versteht sich
der Computer
braucht ihn vorläufig noch

ZUKUNFT

In handelsüblichen Schablonen
denken – fühlen – sein:
du wirst es schließlich lernen müssen
wenn du in unsrer digitalen Welt
bestehen willst

Du wirst das Leben in Schablonen üben müssen
und stößt du an Begrenzungen
so wehr dich nicht –
oder reiße sie ein
wenn Einsamkeit gleich Freiheit für dich ist

Die Evolution
schreitet läuft hetzt fort und fort
verhext dich in die Hebel von Maschinen
die die kodierten Roboter schon längst zu steuern wissen
wenn du dich den Schablonen nicht entziehst

Entscheide jetzt
wer dich von nun an leben soll:
dein Computer
oder du

ZEIT IGNORIERTE
Zeitzeichen
wurde zeitkrank
gab kampflos
Zeitgeist auf

GEWISSENHAFTER ZEITSPARER
wurde Opfer
eines Zeitraubs
Zeitkonto zeigt Null
Bitte auffüllen
Bitte auffüllen
Bitte auffüllen

HINGESCHAUT

WANDLUNG

Sandwellenspur
Windorgelsang
und das Gitter
aus Händen
das den Wind zerteilt
und den Sandstrahl
das die Sonne zerwirkt

Ich hinter dem Gitter
bette mich ein
in die Ruhe um mich
In die Ruhe – hörst du
Es ist ruhig – nicht still
Still wird es erst
wenn der Wind einmal schläft –
Doch solang Sandweh auf Sandwehe trifft
ist es nicht still

Ich wage mich drei Schritt weit fort
von der Arche Oase
und will noch nicht weiter hinaus
wo nur Wind ist und Sand
und nichts sonst was war
ist
wird
. . .

. . .
Denn eineiig
sind hier
Dunkel und Licht
Kommen und Nichtsein
Kindwerden Sterben
Gelöst und Gebundensein
Trauern und Hoffen
Halten und Warten
Lieben und Haß

Im Schattenstreif
kaum noch schützender Hände
suche ich Kühle in dieser Glut
und träum eine Lilie in meine Hand
Sie wird zur Liane die die Füße umwuchert
und Angel
wird Falle und Grab

Hab plötzlich
die angstlahmen Nächte im Hirn
und gehe die Nichtliebemeilen zurück
zur zerduldeten Mutter
die einst dem Vater den Apfel gereicht
Zerlebt
meine Unschuld
schon als sie mich zeugten
eh er am Apfel erstickte
. . .

. . .
Noch genügt mir die Ruhe
denn still wird es erst
wenn Skorpione
den Stachel verlieren
die Tarantel
zu jagen vergißt
und die Sandrose stirbt

Ich friere, ich glühe und friere
und suche nach Wärme in dieser Glut
und vermisse allmählich die Stille
Doch still wird es erst
wenn der Sand einmal ruht
Und der Dornenball tanzt im Staccato des Winds
zwischen Yucca und meiner verletzlichen Haut
Ein Hyänenmaul gähnt
und geduldige Geier stieren noch an ihrem Opfer vorbei

Und ich kämme den singenden Wind in dein Haar
mein längst totes Kind
im endlosen Stundenglas ohne Zeitwert und –wende
kämme dein seidiges sandiges Haar mit Kojotengerippe
Denn der Sand und der Wind
werden bleiben
Still wird es erst –
. . .

. . .
Und ich gehe drei Schritte weiter hinein
in die goldene gelbokker fahlweiße Glut
und such meinen Anfang
Was wollte mein Anfang mit mir
Allmählich spür ich die Wandlung
Aus Tiermensch
wird Menschtier
Und ich hab deinen Bluttakt
noch immer in mir

O könntest du hier sein und warten mit mir
auf die Fatamorgana der Schwäne
im stummen Violettdämmerlicht
O gäbst du mir einmal noch deine Haut deinen Mund
und legtest die heilenden Hände
auf mein müdes Gesicht
ich fände endlich die Stille

Doch du wartest und lockst mich
und ich gehe hinein
in die Endlosigkeit
die aus Sand ist und Wind
Ich brauche kein Zelt
und es gibt keine Grenzen
Verschwommen schon längst
Unterordnung und Macht
und sinnlos geworden Wollen und Kampf
. . .

. . .
Da geh ich
gehe
und gehe
und spüre dich warten
und denke nicht mehr
und suche nichts mehr
als die Stille bei dir

Denn es wird sich nichts ändern
solange der Wind meine Fußspur verzeichnet
Ich
Wasser
fast nichts sonst
zertrockne –
ertrinke im Sand
und irgendwo, nah
du in der Stille

VOR DEN DÜNEN
vollzieht sich die Wandlung
geschieht mein ständiger Umbruch
während das Meer
das ewig neue
sich niemals verändert

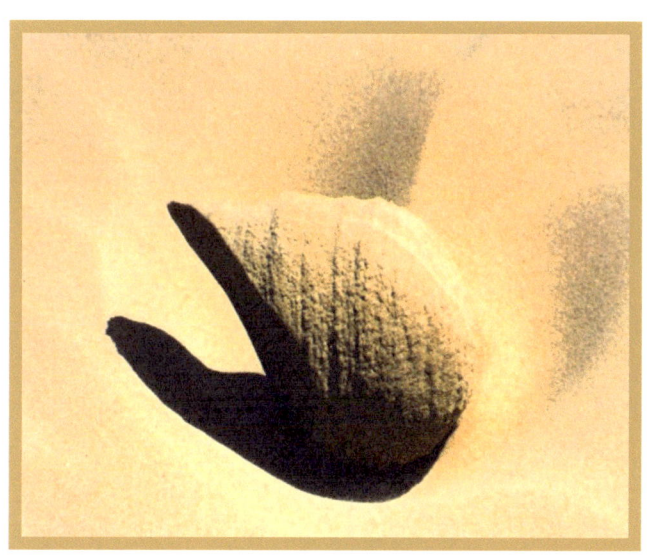

ALLERLEI FARBEN
möcht ich dir
schenken
sie zwischen dein
Schwarz-Weiß-Denken
streuen
damit dir
dein tiefstes Sein
nicht länger
verlorengehn

DAS WORT
in Worte fassen
wollte sie
es festhalten
ehe es verschmilzt
mit den vielen anderen Wörtern
irgendwo
hinter ihren Brauen

Lange versuchte sie
es zu fassen
das Wort
bis die erste Amsel
sie in Schlaf sang
und die Lettern
hinter ihren Lidern zu tanzen begannen

Ich hab es! Ich bewahr es -
Ich heb es mir für morgen auf!
murmelte sie träumend
sicher
dass die Grenze morgen
noch offen sein wird

Als die Amsel schwieg
war das Wort
unwiederbringlich
verloren

Ihr SCHATTEN
wich ihr aus
bis sie sich
neu begegnete

GESTERN
gezweifelt

Heute
verändert

Morgen
neu gelebt

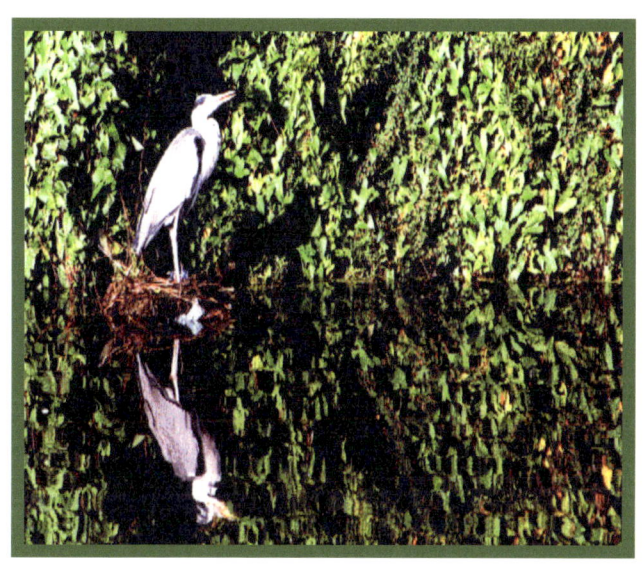

EINEN STERN
geschenkt bekommen
der sich noch
hinter Wolken
verbirgt
und daran glauben
dass sein Licht
den Weg
zu dir
findet

ERLEBEN
ohne bewahren
Bekommen
ohne halten
Sein
ohne bleiben

Leben

MANCHMAL
wenn ich
auf Kirjurinluoto
am Ende der Bucht
– du weißt –
den Stein berühre
den Meilenstein
ohne Inschrift
die wir
vergeblich
gesucht

lächelt
der Mond
über Pori

GANGBAR
Glomma-Ufer und
Feuerturmpfad
im lauernden Eislicht

Gangbar
wie die anderen Wege
über letzte
herbstliche Blüten

Doch kam ich
nie an
in Rakkestad

ABERWITZ

Baumwurzeln
dürsten
und sprengen
die Erde
und sterben
am Regen

BÄUME SIND BÄUME SIND BÄUME …

Im Traum sah ich
Bäume wie Bäume
wie Bäume
auf Großvaters Bild

Ein versteinerter Baum
steht im Museumsbau 11
Ecke 200. Straße
und 1003.
Es ist nicht ein Baum
wie auf Großvaters Bild
Der ist wie gesagt
versteinert

Ein Baum
ist ein Traum
wie der Baum
aus dem Traum
dort auf Großvaters Bild

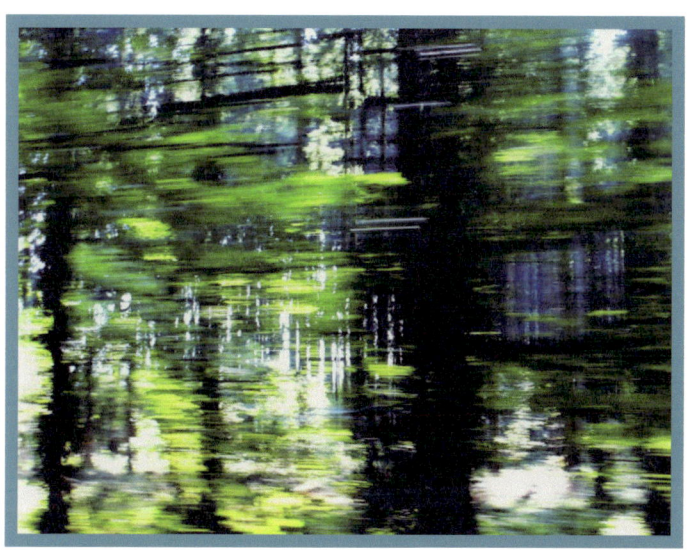

ABSURD
in den Stoßzahn eines Elefanten
Jagdszenen zu schnitzen

BEIM VERSUCH
den Schmetterling
vom Rosenblatt
zu fangen
in Dornen
gegriffen

Der Schmetterling
lachte
nicht

ALLMUTTER
weiß um die Angst
ihrer Kinder
und teilt
ihre Sorgen
und hütet
das Morgen
und stirbt
jede Stunde
ein klein wenig mehr

MITTSOMMER

Birkenkronenhorizont
endloses Dämmern dahinter
Im Wasser der Spiegel
des Beinahetaglichts
Vom Steg aus gehört
die Laute
der Beinahenacht
aus den Wäldern
am Ufer

Verwirrend
wenn einer
nur Tage und Nächte kennt

Unruhe langt nach der Seele
die eigentlich ausruhen will

ZEITWÄCHTER

Glühende Farben
hangaufwärts
und auf den Inseln
brennender Ahorn
Sattgelbe Birken
sterben dem Winter zu
Kalte Abschiede
feiert die Sonne
die weiße
und Stille
ist Gast in den Nebeln
in Burgturm
und Weinhang

Der Zeitwächter Herbst
ist mein Freund

SCHWESTERN
sind Wüste und Meer
Staub
ist ihre Umarmung
Nichts kann
einander
vertrauter sein
näher
als Wasser
und Sand

Verletzbar
sind beide

Verloren
gehen
sie nicht

MEIN GLÄSERNES HAUS
steht auf Pfählen im Meer
Es umarmt mich der Tang
in den Kellern aus Glas
und ich tanz auf dem Dach mit den Nebeln

Und ich träume die Ängste in mich hinein
um das andere Haus dort am Fuß jenes Bergs
wo auf felsigem Dach mich die Mondschatten küssen
und mir Wurzeln allmählich zerwuchern den Leib
in den steinernen Kellern

Und ich weine die Ahnung in mich hinein
von dem gläsernen Haus
wo ich lache im Regen
und sing mit dem Sturm
wo die Ankerkette mich hält

Mein Mund bleibt voller
Spiegelsplitter

DAS BOOT IM WATT
oder DIE LEERE

Wohl tausend Gezeiten lang
lag es im Sand
gefüllt
bis an die Reling
mit Leere

Die See
und der Wind
zerfraßen das Boot –
allmählich
versank es
im Schlick

bis es sich leerte
mehr und mehr leerte
und die Leere
zerrann
in den Sand
und suchte sich
andere Hüllen

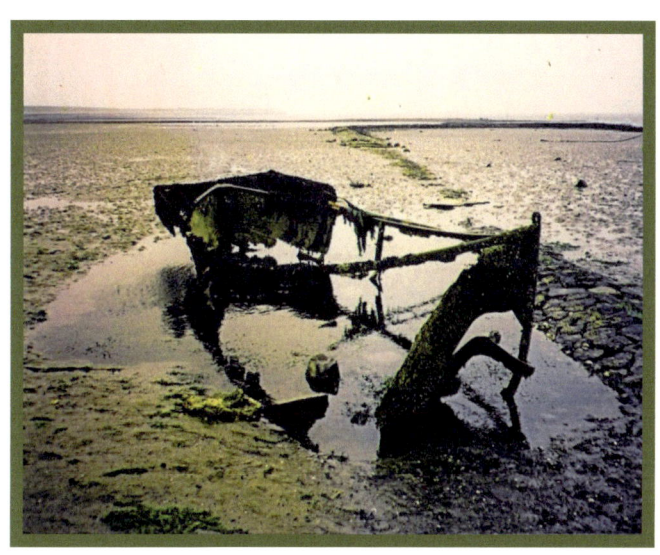

BILD IM BILD IM BILD …

Ich nahm mein Bild aus dem Spiegel
das eitle
das stolze
das Sternschnuppendenken

ging Schritt für Schritt
einen Schritt zurück
durch erinnerte Wunden
in Brennnesselwänden

kostete nichts
von den süßen geernteten Dolden
ahnte dafür
die Chiffren hinter der Stirn

Angekommen
an meinem Rand
fand ich die Demut
für Antwort und Frage

Als ich den Spiegel
verließ
blieb der Rahmen
nicht leer

GINGST MIT MIR
durch Stürme
auf schneeigen Klippen
zum Glasharfenspiel

Zähltest
zerbrochene Sonnen
für mich
im gischtigen Sand

Bereitetest
unser Quartier
unser letztes
im eisstarren Reet

Unser
Weg
voller
Mondstaub
schien
endlos

ICH KANN NICHTS DAFÜR

Da hat mich wohl
der Komet genarrt

Ich kann den zugigen Stall nicht finden
zwischen zugigen Ställen
das ängstliche Weinen nicht hörn
zwischen ängstlichem Weinen
das Menschenbündel nicht sehn
zwischen frierenden Bündeln

So muß ich es frieren lassen und weinen
in dem zugigen Stall

Ich kann nichts dafür
Der Komet
kam zur Unzeit

DAS ALTE JAHR
hat die Tiefen
in mir
zum wievielten Male
gelotet
die seichten Stellen
geduldig
noch einmal vermessen
und wieder
die uralten Fragen
gestellt

Im neuen Jahr
will ich
antworten können

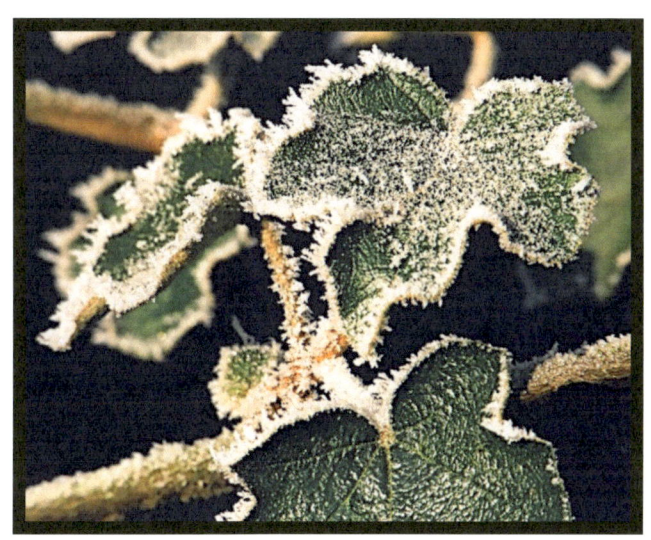

BEWEGT

DEUTSCHLAND 1963

Gestern schwelt noch
Unvergessener Krieg
Heute lodert
Selbstschussgesicherte Mauer

Verbrennt sie heimlich
die Totenscheine
und schrubbt jeden Morgen
das Blut von den Pfosten
und wascht es heraus
aus dem Stacheldraht
mit dem ihr euch
gefangen habt
Es gibt noch immer
ein paar unter euch
die sich
niemals beugen

Heute lodert
Und das Gestern
schwelt stärker
denn je

BERLIN 1979

Ein stiller grauer Mensch
steht vor der grauen Mauer
Novemberwind fährt ihm durchs Ärmelloch
Er friert der stille graue Mensch
und er wird immer grauer
und hebt sich nicht mehr ab
vom Grau in Grau der Mauer
Ich spüre dass sein Innres zittern muss
Zu sehn ist's nicht
Er steht sehr still der Mensch
Nur seine graue Fahne
schlägt im Wind die Mauer
und schreit gelegentlich sein
FRIEDEN! FRIEDEN FÜR MEIN KIND!
rot aufgesprüht dem Menschen zu
der auf der andern Mauerseite steht
Da dreht sich der Wind
und er kriegt die Antwort
Schritt
Schritt
Stiefelschritt
von dem Menschen da drüben
der sich heiß wünscht wie er
FRIEDEN! FRIEDEN FÜR MEIN KIND!
Er hat sich's
auf den Gewehrlauf geschrieben

ÜBERALL IST BETHLEHEM

Sie hatten
den Fremden
das Gastrecht versagt
als im Kometschein
die Zeit sich neu ordnete

Ahmet
sucht
Gastfreundschaft
oft noch
vergebens

Wozu
hat man uns
die Legende
von einst
überliefert

IM KÖLNER DOM

Zeitdunkle Gemälde
und buntes Glas
Nach Staub riecht es
bei den verwelkenden Lilien
vor Josefs Bild
Und oben die Orgel
Man müsste sie hören

Man müsste sie hören
die Orgel dort oben
den Kreuzweg gehen
und vor den Altären
Abbitte leisten
bei den zahllos Geopferten
für ihren sinnlosen Tod

Ich finde kein Gebet

MOSKAU, 21. August 1991

Wer weiß, vielleicht ist heute sein Geburtstag, und er hat versprochen, am Abend zuhause zu sein, und seine Mutter buk am Mittag Hirsekuchen.

Wer weiß, vielleicht sitzt diese Mutter jetzt mit seinem Mädchen im Kreis der Nachbarn und überlächelt ihre Angst. Vielleicht kniet sie aber auch allein vor der Ikone und betet und weiß es, noch ehe die anderen wissen, wie sie es ihr schonend sagen sollen.

Wer weiß, vielleicht war er zuversichtlich und stark in seiner neuen kleinen Macht, als er sich mit anderen den Panzern entgegenstellte.

Was die Panzerketten von ihm übriggelassen haben, hob man hoch, trug es fort und schrie Wut und Entsetzen in hingehaltene Mikrofone.

Nur seine Mutter hört die Schreie nicht und weiß sie doch. Und sie zieht sein Mädchen vor der Ikone auf die Knie.

Irgendwoher hat man Blumen genommen, rote, weiße, gelbe Blumenköpfe, und hat sie auf den Asfalt in die Menschenform aus Blut gestreut und kleine Kerzen rund um sie entzündet. Und Kameras erfassen seinen Blütenkörper und Satelliten tragen ihn und die Schreie über die Welt hinaus und zu uns und machen uns sekundenlang betroffen.

Nur seine Mutter sieht ihn nicht, und sie und das Mädchen werden leergeweint sein, wenn die Nachricht sie endlich erreicht haben wird,
                        denn es wird dauern, bis man weiß,
                 daß heute vielleicht sein Geburtstag war.

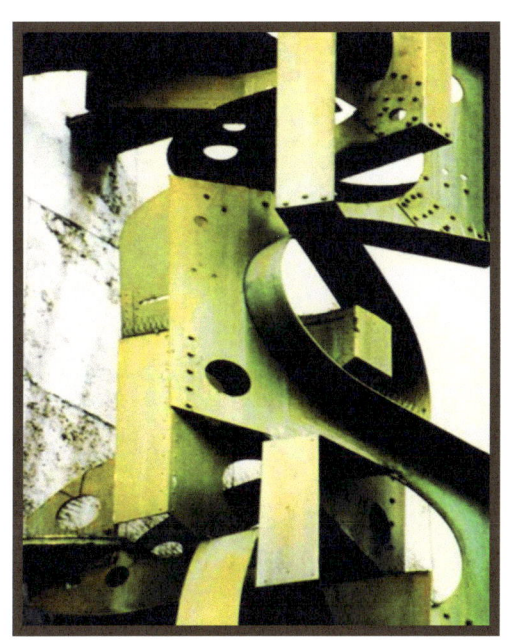

NEW YORK, NEW YORK

Ich bin neu in dieser Stadt
Nicht neu wie eben angekommen
Vielmehr neu
weil sie mit jedem meiner Schritte
eine Türe in mir öffnet
eintritt
bleibt
ob ich sie nun willkommen heiße
oder nicht

Z.B. die 57. Straße
Ich bin winzig in den Schluchten
wo Fassadenspiegel
in Fassadenspiegeln in Fassadenspiegeln
endlos Splitter zeichnen

Oder die greisen zerlebten
Nichtgreisengesichter
die aus Graffiti-
wänden kriechen
Oder der kleine Puertorikaner
der auf Müllcontainerdeckeln tanzt
schwankt
stürzt zwischen Knochen
und Krautstrunk und eilige Füße

. . .

. . .
Oder das Andersen-Denkmal
im dämmrigen Park
in dessen
grauem Schatten
sich die Paare lieben

Oder der Mann
auf der Brücke nach Brooklyn
den zu springen
keiner hindern wird
Oder die Frau
schwarz und nicht alt oder doch
mit einem Bündel Kind vor der Brust
die keinen Blickkontakt gestattet
wenn sie im Abfall Essen sucht

Oder der Pudel in Pink
am Leinenarm
einer lächelnden Dame in Lila
und die Akrobaten im Times Square-
Neonlichtbrand

Ich rieche Schweiß und Unrat
und auch teure Düfte
und ich bleibe mir die
Antwort auf die Frage schuldig
ob ich das alles in mir haben will
. . .

. . .
derweil die Stadt
mich füllt mit sich
und mir
der Neuen

Und ich schmecke
den Nachmittagsstaub
noch nachts
im ausgetrockneten
Mund

HARLEM – 119. Straße

Lass uns
ein Stück
des Wegs
gemeinsam gehn
Meine Hand
in deiner
Deine Haut
an meiner
Dein Denken
und meins
Mein Heute
und deins

Die Farbe
unsrer Seelen
ist eins

HELLOWEEN AM STRAND VON VENICE

Der Strand war noch etwas
bunter als sonst
und die Brandung
war aufgewühlt
Treibgut aus Masken
tanzte vorbei
und tobte und schrie
und zerstieb

Ein glitzernder Drachen
aus Bändern und Steinen
und zwanzigfüßig unter der Haut
Ein schwarzblondes Gretchen auf eiligen Skates
ein Kleiner mit nichts als mit Lasso und Slip
und ein andrer mit Federn von oben bis unten
Ein Teufelchen küsste den Harlekin
und die Hexenfratze aß Taco

Ich bin eine Wolke
schrie einer und lachte
und war schon verschwunden
noch eh sie ihn sahn
Sein Lachen klang spitz
und ein klein wenig irr
und es steckte die anderen an

. . .

. . .
Die sahen sich um
und rannten ihm nach
verloren ihn aus den Augen
Wo steckt er denn nur?
Hier ist er nicht mehr!
Hört einer ihn noch?
Wer hat ihn gesehn?

Die Meute wuchs ständig
und jagte die Wolke
und raste zum Pier
und was sie dort fand
war nur eine Wolke
aus Krepp und Maché
Die Kanüle darunter
trat man in den Sand
und merkte es nicht
und gab auch schon auf
und murrte: *Gefoppt!*
und kehrte zurück
an den heiteren Strand

Der war noch ein wenig
bunter als sonst
Und die Brandung
noch aufgewühlter

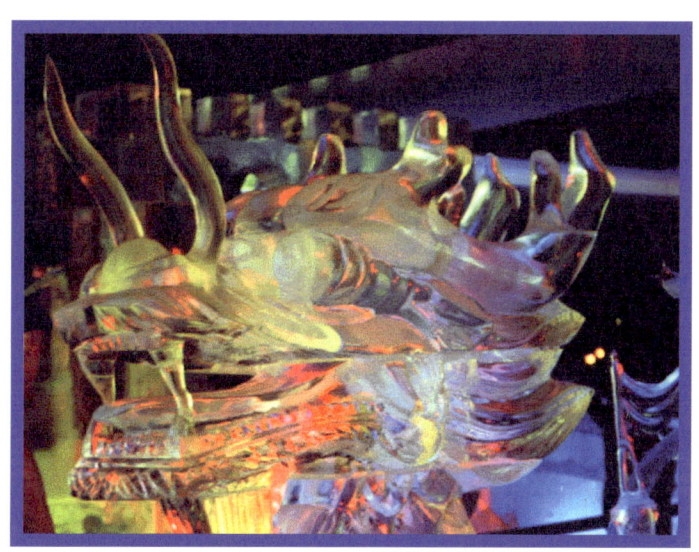

GESCHWIEGEN?

RACHEL

Was kann ich andres tun
als weinen
mich schämen
meiner frühen Blindheit
Taubheit
meiner lahmen Zunge
Was kann ich andres tun
als weinen
da ich getrunken
euern Schrei
im sichern Mutterschoß
Was kann ich andres tun
als weinen
Wär ich erstickt daran
wär keine Schuld
getilgt

Was kann ich tun...

JANUAR 1991

Und plötzlich
bin ich hineingelebt
und gehöre nur mir
in der Urangst vor Krieg
die in mir ist
seit mich ein andrer Krieg
gezeugt
geboren hat

Wo finde ich
Hoffnung
Wo finde ich
Kraft
um nicht länger
hilf-los
trost-los
macht-los
zu sein

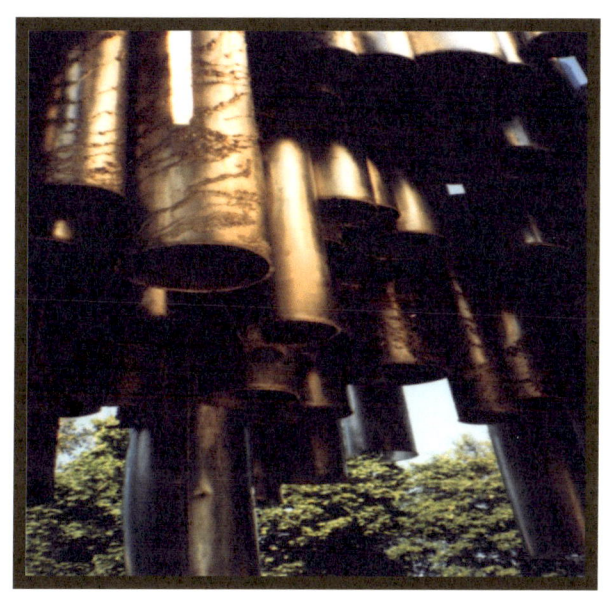

WUNDEN

Sein Schatten ließ sich nicht zertreten
als sie ihn gefangen
und seine Füße sind beim Gehn
durchs Feuer nicht verbrannt
Nicht mal ertrunken ist er
als die Flut ihn fasste

Nur Wunden
die nicht heilen wollen
blieben

Und
er
hat
nicht
einmal
gewagt
zu
schrein

AUS-LÄNDER
Draußen-Steher
Außen-Seiter
Draußen-Bleiber

Jene
die die Worte
gewalthörig auskosten
die Menschen verbrennen
und Häuser

retten sich
- vielleicht -
durch Amputation
der in ihr Hirn tätowierten
falschverstandenen
Kreuze

DIE NEUE DEUTSCHE EINHEIT am Vorabend des 9.11.1989

Eigenartig! Da lag eine Karte zwischen Zahnarztrechnung und Werbung. Eine Karte aus New York: *Ich werde an Euch denken, werde mir vorstellen, wie West und Ost sich die Hände reichen...*
Ich war gerührt.

Was würde ich wohl fühlen, morgen um Mitternacht, wenn es aus sein wird mit dem Hüben-Drüben-Denken? Wenn es aus sein wird...?
Im Augenblick empfand ich noch nichts. Doch, ja, Unsicherheit ob der vielen Fragen, immer noch derselben Fragen, die ich auf der Seele hatte, die mir in all den Reden und Kommentaren, die ich gehört, gelesen hatte, bisher keiner beantwortet hat.

Man sprach seit Tagen über die Pläne für den neuen Feiertag und über das Wetter, das hoffentlich mitspielen würde. An das Thema Einheit wagte sich kaum einer. Sprach ich darauf an, zogen sie meist nur die Schultern hoch. Bin ich, Bürgerin dieses und eines anderen Staates, zudem noch einer Monarchie, ein Neutrum in ihren Augen, das nirgendwo ganz hingehört, das weder hier noch da eine Meinung zu haben und zu vertreten hat?

Und dann rief Schwägerin Merle an. Sie war gestern aus der Noch-DDR zurückgekommen, hatte zum ersten Mal

Cousine und Cousin und deren Familien erlebt, war liebevoll aufgenommen worden.

Nun war sie zurück in der Welt, die so anders war, die so anders werden wird, die ab morgen eins sein soll mit der von drüben. Sie war mit herzlichen Gedanken an die neuen Verwandten zurückgekommen, die ihr so fremd waren und doch vom selben Blut. Ihre Ratlosigkeit ließ sie so schnell nicht los.

Ein Kollege beendete mein Sinnieren: *Was machen Sie morgen? Wir fahren in die Berge, weit weg von dem Rummel.* Wut und Trauer stiegen in mir hoch. Und ich fragte mich, was denn nun wirklich kommen würde. Wie würde die Wiedervereinigung aussehen? Sie redeten von der Wirtschaft und vom Geld, vor allem vom Geld... Von Menschen redete keiner.

Ich wollte etwas empfinden, mich, wenn's ginge, freuen. Das schien mir angemessen, das erwartete ich von mir. Aber da waren die Fragen, auf die ich keine Antwort wusste. Ich nahm sie mit ins Bett und schlief doch ruhig.

Am nächsten Abend dann, zwischen TV-Informationen, Erwartungen und, ja, vorsichtig aufkommender Freude trotz der vielen Fragezeichen, schrillte ein paarmal das Telefon. Aus meiner monarchistischen Heimat riefen Freunde an, um mit mir Deutschlands neue Einheit zu begrüßen.

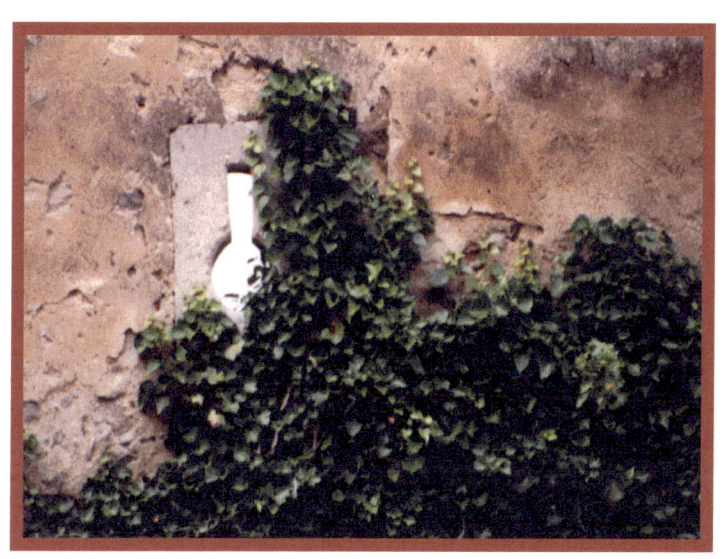

Inhalt

HINGEHÖRT

Ich gebe dem Morgen	7
Wie laut	8
Einst	9
Ganz taub	10
Grashalme	13
Auf meiner Wanderung	14
Ein goldnes Blatt	15
Mit deinem Atem	16
Den Deich erahnt	18
Ich fliehe	21
Nebelstille	22
Vergängliches Blühn	23

ERKANNT

Max	27
Peer Gynt	30
Ich und Frau IX	33
Meine Tante Bea	35
Punkt … Strich …	36
Wofür	37
Die Einsamkeit	38
J.M.	39
Unsre Worte	40
Der dunkelste Augenblick	43
Glück gesucht	44
Du gibst der Zukunft	45

Keine Scherzfrage	46
Bleib stehn	47
Gesicht ohne Spuren	48
Der Behinderte I	49
Der Behinderte II	50
Du hast	51
Es lebe der Computer	52
Zukunft	53
Zeit ignorierte	54
Gewissenhafter Zeitsparer	55

HINGESCHAUT

Wandlung	59
Vor den Dünen	64
Allerlei Farben	67
Das Wort	68
Ihr Schatten	69
Gestern gezweifelt	70
Einen Stern	73
Erleben	74
Manchmal	75
Gangbar	76
Aberwitz	77
Bäume sind Bäume	78
Absurd	81
Beim Versuch	82
Allmutter	83
Mittsommer	84
Zeitwächter	85

Schwestern	86
Mein gläsernes Haus	87
Das Boot im Watt	88
Bild im Bild	91
Gingst mit mir	92
Ich kann nichts dafür	93
Das alte Jahr	94

BEWEGT

Deutschland 1963	99
Berlin 1979	100
Überall ist Bethlehem	101
Im Kölner Dom	102
Moskau, 21-08-1991	103
New York, New York	107
Harlem	110
Helloween	111

GESCHWIEGEN?

Rachel	117
Januar 1991	118
Wunden	121
Aus-Länder	122
Die neue deutsche Einheit	123

Waltraut de Willigen
schreibt zweisprachig, übersetzt.

Publikationen in D/NL u.a.:
- *DIE VORLAUTE ROSE,* Gedanken, Gedichte, Geschichten, Zeichnungen, ISBN Buch: 978-3-7322-4274-0
  ISBN E-Book: 978-3-8482-8419-1
- *DAS SONNE-, MOND-, STERNE-, WIND- UND WOLKEN-BUCH ODER DER REGENBOGEN BIST DU,* Jugendbuch
- *ICH WOLLTE, ICH KÖNNTE DICH TRÖSTEN,* Trostgedanken, Fotoillustration
- *SPUREN DIE DU HINTERLÄSST / SPOREN DIE JE ACHTERLAAT,* Poesie, Kurzprosa, Zeichnungen
- *FORTGEGANGEN – ANGEKOMMEN,* Poesie, Kurzprosa, Fotoillustration
- *SCHMETTERLINGSFRAU, LUMPENPUPPENMANN UND 13 WEITERE MENSCHENGESCHICHTEN,* Fotoillustration, ISBN Buch: 978-3-7322-5293-0
  ISBN E-Book: 978-3-8482-6611-1
- *WANT ER IS EEN TIJD VOOR STILTE,* poëzie, poëtische proza, fotoillustratie

in Anthologien, Literaturzeitschriften, Literaturtelefon, Medien, Bühnenlesungen.

Lilith-Benthe Eriksen
fotografiert, illustriert Bücher, entwirft Kalender, Tafeldekos. Sie präsentiert ihr Werk in Ausstellungen in Deutschland und den Niederlanden.

Illustrationen u.a.:
Bücher:
- *DIE VORLAUTE ROSE* (Umschlag)
- *FLOH IM FELL – HAUT DARUNTER?*
- *FORTGEGANGEN – ANGEKOMMEN*
- *WANT ER IS EEN TIJD VOOR STILTE*

Kalender:
- *SEE-LAND FLANDERN*
- *SUMMERTIME*
- *ZUEIGNUNG*

Tafeldekos u.a.:
- Linie *DUE ARTE:*
  EXLIBRIS / FREUNDSCHAFT I, II, III / FRÜHLING I, II / JAHRESZEITEN / ORCHIDEEN / ROSEN / SCHMETTER-LINGE / SYMBOLE I, II / ZUEIGNUNG
- Linie *ARS FRYELLE*:
  KINDER / LANDSCHAFTEN / TIERE / WEIHNACHTEN/NEU-JAHR / INDIVIDUELLE PRÄSENTE FÜR FREUNDE UND/ODER GESCHÄFTSPARTNER / WERBETRÄGER